Bourjot-Saint-Hilaire.

Dispensaire.
Pour les Maladies
Des Yeux.

P. 1838 — 1839.

1838.

—

DEUXIÈME ANNÉE.

LE DISPENSAIRE FONDÉ POUR LE TRAITEMENT GRATUIT DES MALADIES DES YEUX,

En faveur des Indigents des 6°, 7°, 8° et 9° arrondissement,

Par le Docteur A. BOURJOT SAINT-HILAIRE,

ANCIEN CHEF DE CLINIQUE A L'HÔTEL-DIEU POUR LES MALADIES DES YEUX, 1833-34,
MÉDECIN DU BUREAU DE BIENFAISANCE DU 9° ARRONDISSEMENT,

A reçu en consultation, du 15 novembre 1837 au 15 novembre 1838,

DEUX CENT SEPT MALADES AINSI DISTRIBUÉS EN CATÉGORIES :

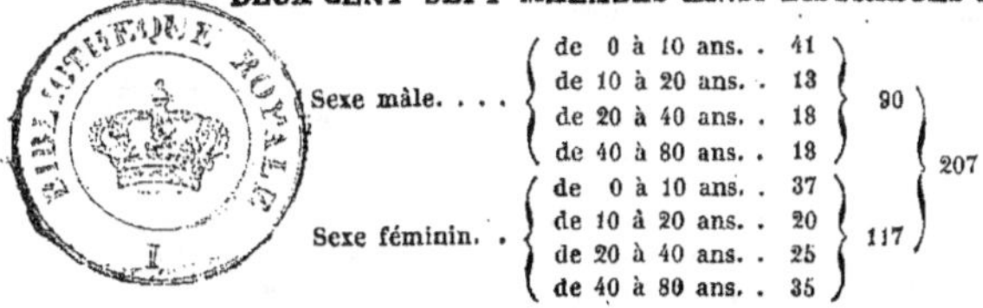

Sexe mâle....	de 0 à 10 ans.. 41	
	de 10 à 20 ans.. 13	90
	de 20 à 40 ans.. 18	
	de 40 à 80 ans.. 18	
Sexe féminin.	de 0 à 10 ans.. 37	
	de 10 à 20 ans.. 20	117
	de 20 à 40 ans.. 25	
	de 40 à 80 ans.. 35	

(Total : 207)

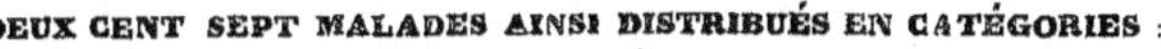

STATISTIQUE MÉDICALE.

Les diverses affections oculaires se sont montrées dans chaque période, en rapport de leur fréquence, dans l'ordre suivant :

Première période, de 0 à 10 ans, présente... { garçons.. 41 } { filles.:... 37 } 78.

1° La *conjonctive pustuleuse* à l'état aigu; sous ce titre nous comprenons, parce qu'elles se confondent, l'ophtalmie *pustuleuse*, *phlycténoïde*, plus généralement *scrophuleuse*, des auteurs ; elle se manifeste par la plénitude de quelques faisceaux de vaisseaux veineux ou lymphatiques, par un larmoiement considérable, et par une photophobie extrême. Bientôt ces vaisseaux semblent se nouer, et il naît au point de leur jonction une plyctène ou pustule, laquelle ne contenant en certains cas qu'un liquide blanc, prend bientôt l'aspect d'une petite perle brillante ; si elle crève, sa rupture et la destruction de l'épithélium de la cornée ou de la conjonctive séléro-cornéenne, forme un petit ulcère à facettes ou en godet, lequel peut se remplir et se guérir promptement, ou elle avorte, et il n'en reste qu'un albugo léger; ou la plaie est profonde et la perte de substance intéresse plusieurs des lames de la cornée, alors il y a épanchement interlamellaire d'une matière albumineuse et jaune, véritable pus; il y aura dans ce cas, si la pustule n'est pas très-profonde, un petit abcès qui, s'ouvrant au dehors, laisse un ulcère à pic, lequel se déterge et se guérit, ou il perfore la cornée jusqu'à la membrane de Desmet, et alors il y a danger de keratocèle avec hernie de l'iris, et quelquefois il arrive une perforation et sortie de l'humeur aqueuse ; rarement le mal en vient là, mais la photophobie, le spasme des paupières, rend misérable la vie de ces pauvres enfants. La maladie est le plus souvent intercurrente et hyémale, souvent accompagnée de l'état saburral des premières voies, et est liée profondément à la constitution adéno-pathique; car l'on trouve presque chez tous ces petits malades, le chapelet des glandes cervicales engorgé et roulant sous le doigt; il y a le plus souvent dépravation des digestions, et concomitant à un degré plus ou moins marqué du *tabes mesenterica* ou carreau.

Déjà Beer et tous les auteurs avaient remarqué que cette forme des affections oculaires est certainement la plus tourmentante de toutes chez les enfants, et qu'à elle seule elle atteint, si elle ne surpasse en nombre, toutes les autres formes réunies. Notre statistique tend à le prouver encore plus. Ainsi, nous avons pour cette année, dans la période de 1 à 10 ans, 76 malades. 36 ont été notés comme affectés d'ophtalmies pustuleuses ou à peu près comme = :: 1, 2, : 5.

Souvent une éruption d'*exzema rubrum* ou d'*exzema impetiginodes* s'accompagne de pustules de la conjonctive, mais il est remarquable combien alors la maladie a moins de gravité, il n'y a presque pas de photophobie;

nous avons vu trois cas de cette nature. A l'état chronique, souvent la maladie se transforme en kératite vasculaire avec obscurcissement, quatre cas.

Traitement. Chez les enfants lymphatiques et adéno-pathiques (mot que nous substituerons dorénavant à l'expression de scrophuleux', notre traitement a pour base les évacuations alvines et l'appel des fluides blancs vers le ventre, à l'aide des sirops purgatifs, de chicorée, de fleurs de pêcher; dans les cas pressants, à l'aide du calomel associé au jalap, peu ou point de sangsues, les collyres astringents parmi lesquels l'eau de sureau ou autre infusion, saturée de sel commun.

2° *La conjonctivite simple ou catarrhale*, que l'on pourrait appeler *rhume* de la muqueuse palpébrale oculaire, se montre assez fréquemment au début du coryza et comme prodrome des affections éruptives morbilleuses; rougeole, scarlatine, elle devient pustuleuse et varioleuse avec la variole, et alors offre des dangers que l'on fait aujourd'hui combattre à temps par la méthode de cautérisation de la pustule, cinq cas.

3° *L'ophtalmie purulente des nouveau-nés* qui peut être, ou une simple conjonctivite catarrhale portée au degré de la purulence et d'érosion de la cornée par voie de macération, ou avec les mêmes dangers et les mêmes caractères une ophtalmo-blénorrhée, par contagion de la mère à l'enfant, est de toutes les maladies oculaires la plus désastreuse; elle peut amener la fonte purulente de l'œil en trente-six heures, et malheureusement il y a peu de médecins et surtout de sages-femmes qui en comprennent les tristes conséquences. Le traitement anti-phlogistique est plus nuisible qu'avantageux. Les cataplasmes émollients, le lait de la mère, remède qui est de précepte domestique, sont ou très-nuisibles ou tout-à-fait inutiles. Les astringents, sous toutes les formes, sont à employer pour arrêter brusquement cette ophtalmorrhée de quelque nature qu'elle soit; et faute de mieux, dans les campagnes, par exemple, où elle est commune à cause du transport imprudent du nouveau-né, à la mairie, à l'église, l'eau salée jusqu'à saturation est un très-bon collyre extemporané, qui peut suppléer aux préparations plus magistrales de nitrate d'argent et d'alun de roche; nous en avons sept cas, dont un fort grave fut pris heureusement à temps, lorsque déjà la perforation commençait.

Cette forme de la conjonctive se montre souvent contagieuse ou endémique dans les ouvroirs, les salles d'asile, et mérite à cet égard une surveillance toute particulière; tout enfant atteint d'ophtalmorrhée, quelque soit sa nature, doit être séquestré avec rigueur. Nous avons vu un cas de contagion des enfants à la mère déjà âgée.

4° *La blépharite chronique tomenteuse, granuleuse* (ophtalmia tarsi) est souvent consécutive à l'ophtalmie purulente, à l'ophtalmie morbilleuse, varioleuse, elle exige pour amener une modification convenable de l'appareil crypteux et villeux de la muqueuse oculaire, les astringents, les caustiques, les scarifications, et enfin l'excision, quatre cas. L'ophtalmie du tarse s'accompagne de fréquents *orgeolets*, ou furoncules des cryptes sébacés, dits de meibomius et de teigne muqueuse, trois cas.

5° *L'ambliopie* par suite d'affections viscérales ou vermineuses, deux cas; *amaurose*, suite d'arachnitis de la base ou d'épanchement ventriculaire, un cas.

6° *Corps étrangers dans les yeux, blessures* dont un cas d'œil crevé. (Réunion du lambeau de la cornée, vision détruite par adhérence de l'iris, demi-atrophie de l'œil, difformité seulement écartée), trois cas.

7° *Abcès du grand angle de l'œil* sans communication au réservoir des larmes, deux cas.

8° *Pustule variolique* sur la cornée, albugo et staphylôme, un cas.

9° *Tumeur enkistée des paupières*, un cas; *abcès franc* de la paupière, pris au premier aspect pour un cancer médullaire, un cas; *cancer mélanique* vrai non opéré, un cas.

Deuxième période de 10 à 20 ans, présente { sexe masculin. . 13 } { — féminin. . . 20 } 33.

L'ordre de prédominance des affections montre 1° la conjonctivité *pustuleuse* attribut de la diathèse lymphatique :: 11 : 33 ou :: 1 : 3; la *kératite chronique* :: 5 : 33; la *conjonctivite simple* :: 3; la *sclérotitis* ou deuxième degré de l'ophtalmie de quelque nature qu'elle soit, est alors improprement appelée *ophtalmie rhumatismale*, lorsque le commémoratif n'indique rien de la diathèse artritique ou rhumatisale (une des plus funestes complications et des plus fréquentes en même temps, des maladies oculaires, trois cas); la *blépharite chronique*, deux cas; *strabisme* par suite d'un albugo central, un cas; *cataracte traumatique*, un cas; *teigne muqueuse*, deux cas; *kiste des paupières*, un cas; *abcès aigu* au grand angle de l'œil, un cas; *fistule lacrymale*, un cas.

Troisième période ou de 20 à 40 ans, offre { sexe masculin. . 18 } { — féminin. . . 25 } 43.

La conjonctivite ne prend la forme pustuleuse que :: 3.

La conjonctivite prend de plus en plus le caractère simple, elle se montre :: 7 : 43; mais le plus souvent elle passe à l'état d'hypertrophie de ses glandules mucipares ou de granulations, et devient une affection bien irritante pour les ouvriers et ouvrières astreints à des travaux de nuit, elle est :: 7 : 33; la *kératite chronique* consécutive a une ophtalmie sans caractère :: 5; à l'ophtalmie blénorrhagique :: 1; à l'ophtalmie belge :: 1; la sclérotitis et la choroïditis comme jugeant une maladie générale des fièvres d'accès :: 1; évidemment rhumatismale :: 2, la tumeur lacrymale ulcérée et guérie :: 1; la cataracte presqu'intantanée se montre chez un porte-faix, après un excès de travail qui a congestionné le sang à la tête : : 1; l'hydropysie du globe de l'œil ou buphtalmie, à la suite de répercussions nombreuses de transpiration : : 1 ; accidents, paille de fer chez les serruriers : : 2.

La quatrième période ou de 40 à 60 ans, offre { hommes. . 18 } 53. / { femmes. . 35 }

Remarque. Nous avons dit qu'à cette époque de la vie, les affections oculaires tendaient à devenir profondes et atteignent plus souvent l'appareil interne de perfectionnement et le siége virtuel de la fonction. En effet, nous trouvons que sur 53 malades, 23 sont atteints de désordres profonds des yeux. L'âge exact des affectés devenant ici un élément important, nous le donnons sous forme de tableau.

LES MALADIES SE SONT MONTRÉES DANS CET ORDRE D'IMPORTANCE.

SEXES.	AGE.	NATURE DE LA MALADIE.	CAUSES OU CONCOMITANCES.
		CATARACTES.	
Masculin.	68		Invasion brusque à la suite d'une congestion à la tête.
Féminin.	48	Commençante.	Retour d'âge, arrêt de menstruation.
	52	Confirmée.	Cause ?
	56	Commençante.	Cause ?
	56	Avec adhérences.	Cause ?
	60	Opérées sans succès.	Amaurose.
	69	Doubles confirmées.	Affections rhumatismales.
	73	Commençantes.	Sénilité.
		GLAUCÔME (VITREITE).	
Masculin.			
Féminin.	48	Confirmé à droite comme à gauche.	Retour d'âge, chagrins prolongés.
	53	Confirmé.	Suite d'artritisme.
	68	Confirmé.	Suite d'artritisme.
	73	Confirmé.	Affection rhumatismale, séjour habituel à la porte d'une église.

CIRSOPHTALMIE, CHOROIDITIS, IRITIS CHRONIQUES (AFFECTIONS LIÉES ENTRE ELLES).

1° Cirsophtalmie, état variqueux de tous les vaisseaux de l'œil.

SEXES.	AGE.	NATURE DE LA MALADIE.	CAUSES OU CONCOMITANCES.
Masculin.	65		Affections rhumatismales habituelles, logement humide.
Féminin.	65		État veineux général (phlebostase) (1).
		2° *Chosoïditis.*	
	65		Affections artritiques.
		3° *Iritis chronique.*	
	55		État cachectique général.
		RÉTINITE.	
Masculin.	65		Travaux d'ébénisterie prolongés la nuit.
Féminin.	45		Affections artritiques.
	53		Cause ?
		AMAUROSE.	
Masculin.	58		Par chute et commotion du cerveau.
	68		Travaux d'ébénisterie prolongés la nuit.
	52		Travaux d'inscrustation la nuit.

Les maladies de l'appareil externe de protection sont encore assez nombreuses, mais presque toutes chroniques; ainsi, nous trouvons la conjonctivite simple, trois cas; la sclerotitis rhumatismale, trois cas; la blepharite granuleuse avec ou sans entropion, dix cas; la kératite chronique, un cas; cornée conique ou myopie augmentée, un cas; ophtalmie phlycténoïde, un cas; engorgement du sac lacrymal, un cas; ophtalmie catarrhale purulente communiquée de l'enfant à la mère âgée de cinquante-trois ans, un cas; trichiasis opéré par l'ablation des bulbes par excision jusqu'au cartilage, sans l'intéresser, guérison nette pour le bord opéré, un cas; distichiasis opéré et soulagé chaque fois par l'épilation simple, un cas.

Remarque. En 1837, nous avons vu 15 femmes et 4 hommes se présenter à la consultation pour des affections

---

(1) Nous préparons un mémoire sur l'état veineux, considéré dans l'œil, sous le nom de *phlebostase oculaire.*

du cristallin et de sa capsule , à peu près :: 4 : 1; cette année, :: 12 femmes : 1 homme; ensemble, :: 27 femmes : 5 hommes, ou à peu près :: 6 : 1. Les femmes sont-elles donc plus sujettes aux affections profondes des yeux, ou la raison que nous avons donnée, en faisant la statistique générale des sexes sur le plus grand nombre de femmes des classes pauvres qui arriveraient à la vieillesse dans les grandes villes, est-elle en effet un élément de statistique générale des affections occulaires?

CONSIDÉRATIONS GÉNÉRALES.

On a dit que la statistique médicale ne servirait à rien. Soit, si on l'applique tout d'abord aux méthodes thérapeutiques, car l'amour propre ou une conviction erronée , mais de bonne foi, violeront et tortureront la statistique à leur profit. Mais pour l'étude des maladies dans les raisons de leur production, de leur rapport avec les âges, les sexes, les circonstances hygiéniques, les professions; en un mot, pour ce qui rentrera dans l'étiologie et la séméiotique des maladies , nul doute qu'à l'aide de la statistique on n'arrive à dégager plusieurs X importants ; et de la séméiotique éclairée par les faits chiffrés à une bonne induction thérapeutique il n'y a qu'un pas. C'est dans ce sens que depuis que, sous notre honorable maître M. Sanson, nous sommes entré à l'Hôtel-Dieu comme chef de clinique, nous avons considéré et ordonné nos recherches sur les maladies des yeux. Et aujourd'hui, à la tête d'une consultation ophtalmogistique, qui prend chaque jour de la valeur, nous pouvons continuer ces errements ; et, dans l'avenir, soit par nous-même , soit par un successeur, en voyant trois cents malades par an (un plus grand nombre gênerait plutôt l'observateur qui ne pourrait plus alors être aussi attentif aux détails des faits), nous arriverons, dans un laps de vingt ans, à grouper entre eux six mille cas de médecine oculaire, et nous pensons qu'il en pourra ressortir quelque chose pour les maladies de l'œil , déjà si bien étudiées, quelques aperçus dignes d'entrer, pour leur part, dans un traité général de pathologie, à la manière du *Traité Morgagni : « de causis et sedibus morborum. »*

NOUS AJOUTONS ICI UN EXTRAIT DE NOTRE LIVRE D'OBSERVATIONS SUR LES CAS PLUS PARTICULIÈREMENT INTÉRESSANTS DE MÉDECINE ET DE CHIRURGIE OCULAIRE, OBSERVÉS SOIT A NOTRE DISPENSAIRE, SOIT DANS NOTRE PRATIQUE EN VILLE.

1re OBSERVATION. — *Fistule lacrymale traitée par le clou de plomb de Scarpa , enfoncé dans le canal nasal , et resté involontairement à demeure.*

Une blanchisseuse, âgée de 20 ans, portait un abcès diffus au grand angle de l'œil, avec fistule du sac. — Après l'ouverture de l'abcès, en pénétrant d'un même coup dans le sac lacrymal, j'attendis, selon ma coutume , qu'il se fît un dégorgement salutaire, avant d'introduire dans la plaie un corps dilatant, ce qui eut lieu d'un pansement à l'autre, au moyen de fomentations émollientes , et d'un léger cataplasme; puis je me décidai à employer pour corps désobstruant le clou de plomb de Scarpa à tige de 7 lignes, à tête aplatie en disque, fléchie à angle sur la tige.

Pour les gens du peuple, paysans, etc., le clou de plomb de Scarpa est certainement bien préférable au séton et à la corde à boyau; il n'exige pas le concours du chirurgien pour le pansement; il n'est pas exposé à être entraîné par le fil tracteur pendant le sommeil : le malade lui-même le retire avec le tranchant de l'ongle, pour injecter ou instiller par l'ouverture des douches médicamenteuses; il ne gêne en rien pour les travaux , ne cause que peu de difformité, quand même la tête reste et doit rester extérieure , car on peut la recouvrir de taffetas anglais couleur de chair; en un mot, c'est, selon nous, le moyen dilatateur par excellence.

Mon incision avait été assez large, vu le dégonflement de l'abcès, pour que la tête du clou pût s'y introduire, lorsque la malade, s'étant fortement mouchée, détermina la descente du clou, dont la tête se logea sous le lambeau dans le canal nasal. — Aussitôt qu'il y fut, l'incision se guérit dans les vingt-quatre heures, la cicatrice se consolida, et depuis il n'a plus été question ni d'abcès ni de fistule, et néanmoins le corps métallique étranger est resté dans le canal nasal, que par sa dimension il ne peut totalement remplir. Ce fait est digne de remarque. Il explique le mode d'utilité des canules de Foubert et de Dupuytren dans le plus grand nombre des cas : elles agissent bien plus comme corps désobstruant servant de tige conductrice aux larmes, par l'extérieur de leur calibre, que par son intérieur qui le plus souvent se remplit ; la tête du clou étant fort large ne permet pas au clou de descendre trop, et sa tige, qui reste vacillante, permet aux larmes de passer entre elle et les parois du canal. Ce que le hasard et peut-être une légère faute de l'opérateur, l'incision trop large, ont si heureusement produit, ne pourrait il pas être converti en un bon *procédé* opératoire, celui du *clou de plomb de Scarpa à demeure?* C'est ce dont l'avenir et notre expérience décideront.

2ᵉ **Observation.** — *Cas de cancer mélanique de l'œil droit, sur une fille de 10 ans. Opération*
indiquée, mais non pratiquée.

Une petite fille de 10 ans, de la petite ville de Forges (Ille-et-Vilaine), me fut adressée vers le mois de mai. Elle
portait évidemment un cancer mélanique de l'œil, ce qui se voyait à la couleur du globe, et à ces bosselures iné-
gales qui poussent ça et là la sclérotique, et donnent à ce cancer, encore à l'état cru, quelque ressemblance avec
une truffe. Quelques études faites dans les musées pathologiques des hôpitaux d'instruction de Londres, nous ont
porté à regarder le cancer mélanique de l'œil comme étant toujours et primitivement inclus dans la coque oculaire ; ce n'est qu'après rupture de la sclérotique et de la choroïde, que la matière mélanique s'épanchant, envahit
les graisses et les tissus ambiants au globe. L'enfant portait déjà des signes de cachexie générale, teint paillé,
comme d'ictère intense, et cependant, selon moi, le cas était encore opérable. La mélanose tuberculeuse était
encore bien limitée au globe, et celui-ci encore mobile en masse, je n'eusse pas hésité à pratiquer l'ablation de
l'œil mélanosé, après avoir toutefois prévenu les parents du danger grave, mais incertain, de ce moyen extrême,
ce que je dus faire. L'enfant étant confiée à une parente, à Paris, il en fut référé au père, qui, comprenant mal les
raisons pour, et ne voyant que le danger présent, retira sa fille, et je n'en entendis plus parler.

Je me base, pour opérer la mélanose oculaire dans un cas semblable, sur ce dilemme médical : Si l'on n'opère
pas, le mal fera nécessairement périr la malade dans un espace de temps qui ne sera pas au-delà de dix-huit mois
au plus, et ce, avec toutes les horreurs qui accompagnent un cancer mélanique ulcéré, ou bien l'on délivre la
malade de son cancer mélanique ; elle peut mourir, il est vrai, par le fait de l'opération, et si elle en guérit,
elle pourra, au bout de trois à quatre ans, être reprise des accidents de la diathèse mélanique, mais par
suite d'une mélanose interne, des ganglions bronchiques, mésentériques, du rein, du foie, mais elle aura gagné
trois ans d'existence, et aura évité les épouvantables dégoûts d'un cancer externe, ulcéré, ichoreux. Supplice qui
dure de deux à trois mois, et que l'opération (ne dut-elle lui rendre que ce service) exclut, si elle a été pratiquée avant la rupture et l'infiltration. — Il n'en est pas de même pour le *fungus médullaire* ou encéphaloïde de
l'œil, qui débute par la rétine et le nerf optique. La recrudescence est trop prompte, trop certaine, pour jamais
la tenter ; il en est de même pour le *cancer colloïde* ou le *squirrhe* qui marche de dehors en dedans, de la peau
ou des annexes oculaires à l'intérieur, lorsque tous les tissus ambiants et le globle sont empâtés, car, s'il
est bien limité aux paupières, à la glande lacrymale même, on doit tout tenter, lorsqu'on peut le cerner avec
quelque certitude.

3ᵉ **Observation.** — *Trichiasis invétéré ; extirpation des bulbes, des cils.* — *Guérison complète de la*
partie excisée.

Une femme de 45 ans, factrice à la Halle, et sans cesse exposée au froid humide de la nuit, est affectée depuis
trois ans d'une tendance manifeste à l'entropion, et d'un trichiasis des plus incommodes, qui amène fréquemment
une kératite aiguë, la cornée restant dès-lors presque toujours vasculaire. — Il n'existe pas deux rangées de cils
bien définies, mais tous poussent assez irrégulièrement. Ils sont de deux natures : les uns noirs, gros, durs, assez
bien rangés, sont évidemment les cils primitifs ; — les autres fins, soyeux, incolores, poussant dans toutes les
directions, non couchés, mais tendant à se rebrousser et à labourer le miroir de l'œil, et d'autant plus incommodes, qu'ils sont à peine perceptibles, qu'ils sont tenaces par leur bulbe, et se cassant facilement par la pince.
— Pendant deux ans, la malade est venue au dispensaire de huitaine en huitaine, ou de quinzaine en quinzaine,
pour se faire épiler les paupières par moi, ce que j'ai pratiqué avec tout le soin imaginable, secondé d'une vue
excellente, et, je puis le dire, d'une main légère. Certes, il faut l'avouer, cette opération n'est qu'un palliatif,
et si, ce qui arrive souvent lorsqu'on n'a pas bien humecté les cils par une fomentation émolliente, les cils se
cassent sous la pince, les pointes restées offensent la cornée, et le remède devient pire que le mal. — Je voulus
donc faire plus pour cette femme, et après avoir écarté par voie d'exclusion tous les procédés recommandés, j'ar-
rivai à celui de l'extirpation des bulbes par excision de la peau. — Limitant notre opération au tiers externe de la
paupière d'en haut de chaque œil, la partie interne n'étant ni affectée de trichiasis, ni rentrée maladivement,
voici comme je procédai : Sans mettre de plaques de corne sous la paupière, seulement secondé par un aide
intelligent, qui éponge à mesure que le sang s'écoule, tendant moi-même la paupière sur le globe ; et avec un
petit bistouri à ventre, je fais une incision verticale double qui limitait en dedans et en dehors le lambeau, que je
complète par une incision transversale ; puis disséquant ce lambeau quadrilatère d'une ligne de haut sur cinq lignes
de long, et par une incision en dédolant qui intéresse profondément les tissus, j'enlève, en même temps que la
peau, tous les bulbes des cils qui y sont implantés, et l'incision se prolonge jusqu'à la ligne des orifices des cryp-
tis de meibomius, que l'on laisse intacts. — En agissant ainsi, je respecte le bord du cartilage tarse, et je n'ai
point cette difformité frangée que l'on peut reprocher au procédé de *Saunders*, imité depuis par *Jæger*. D'après
l'ouvrage plein d'érudition que vient de publier, notre confrère en ophtalmologie, M. Carron du Villards, notre
procédé aurait été d'abord mis en pratique par *Vacca Berlinghieri*, et par *Flarrer*, de Pavie.

M. **Dietz**, occuliste de Francfort-sur-le-Mein, qui m'a fait l'honneur de suivre avec moi le résultat de ce procédé, a pu constater que les deux paupières traitées sont nettement libérées de cils; il restera, pour débarrasser tout-à-fait cette femme, de faire pour la paupière d'en bas ce qui a été fait pour celle d'en haut.

2ᵉ *Cas* —Chez une autre femme habituée à cette consultation, l'avulsion opérée de temps en temps suffit pour la remettre en repos pour quelque temps, sans que l'excision soit indiquée.

4° OBSERVATION. — *Cas très-remarquable de myopie de plus en plus exagérée, suite d'une déforma-*
tion acquise de la cornée.

Un jeune et beau garçon de 16 ans, né à Pont-Audemer (Seine-Inférieure), est entré, vers quatorze ans, chez un négociant en merceries de Rouen; naturellement myope, ce jeune homme était forcé, par son nouvel état, de s'occuper d'objets très-minutieux à voir, comme de trier pour les numéroter, souvent fort tard et à la lueur incertaine d'une lampe, des paquets de fils, coton, soie, etc. — Bientôt la myopie augmenta pour ce jeune homme d'une manière désastreuse; il ne voyait plus, sans verres concaves, à trois pouces de son nez, et même avec ce secours, à peine pouvait-il reconnaître les numéros qu'il examinait : du reste la santé est parfaite, et les deux yeux ne présentent aucune trace d'inflammation.

Le diagnostic était difficile pour qui n'eût pas eu, comme nous, des exemples de l'allongement acquis du diamètre antéro-postérieur de l'œil et du changement dioptrique qui en est la suite. En effet, en regardant de côté le globe oculaire de notre jeune malade, il nous fut facile de constater que l'œil droit surtout (le plus exercé), avait pris une forme conique, dans la proportion approximative de 2 lignes à peu près en avant du plan qui passerait verticalement au point de jonction de la cornée et de la sclérotique, ce qui amenait une convergence tout-à-fait antérieure des rayons et de l'image, qui n'était plus perceptible pour l'œil que lorsqu'elle est formée par des rayons partis d'objets très-proches, donc très-divergents. — A gauche, la conicité de la cornée est moins manifeste; elle existe cependant. — Nous étions là sur un de ces cas admirables où la pathologie vient démontrer *à fortiori* et *à posteriori* les inductions mathématiques et physiologiques qui constituent la théorie de la vision. — En effet, ce cas, que l'on pourra observer quelque temps encore chez ce sujet (nous croyons à une amélioration possible), nous présente une myopie native, augmentée par l'effort continuel opéré pour fixer des objets très-fins : une traction persévérante des quatre muscles droits agit alors comme le muscle choanoïde des herbivores, d'où pression du globe de l'œil selon les quatre méridiens verticaux et horizontaux, et ce en arrière de l'insertion de la cornée, ce qui doit nécessairement allonger l'œil dans le sens du diamètre antéro-postérieur, tout l'effort d'impulsion transmis par les liquides incompressibles de l'œil, devant alors agir sur la concavité de la cornée, qu'il tend sans cesse à exagérer. — Cela confirme les expériences et les inductions de S. Everad'home et de Ramsden, qui ont démontré qu'en fixant avec force l'œil par les muscles droits, on changeait ainsi sa forme, visiblement pour l'observation directe (ce que chacun peut éprouver sur lui-même à l'aide d'un livre porté en avant ou en arrière), l'on change aussi le foyer habituel de manière qu'un *presbyte* pour voir de près fixe avec force, et allonge ainsi le diamètre antéro-postérieur, pouvant ainsi corriger sa *presbytie*; tandis que le *myope*, qui a naturellement le diamètre antéro-postérieur trop long, n'a aucune puissance pour corriger cet excès, et qu'il ne peut y arriver que par des verres concaves pour amener la divergence convenable. Mais que faut-il faire pour corriger une myopie exagérée? Chercher pendant un temps à se conduire comme si l'on était *presbyte*; n'examiner et ne chercher à voir que des objets très éloignés, dont l'image puisse se faire fort en arrière par convergence naturelle des rayons; s'abstenir avec soin de se servir de verres qui augmentent la myopie en la corrigeant; laisser le plus possible les muscles droits dans le relâchement. — D'après ces principes, j'ai cru et je crois qu'il y a pour ce jeune malade à espérer correction de sa myopie très-exagérée, s'il change de profession, et si par exemple, se faisant marin, il s'habituait peu à peu à ne reconnaître, avec précision, que des objets de plus en plus éloignés.

OBSERVATIONS D'OPÉRATIONS DE CATARACTES.

Nous avons pratiqué cette année, comme les précédentes, plusieurs (notre bonne foi ne nous permet pas l'augmentatif *grand nombre*) opérations de cataractes. Voici ce que quatre d'entre elles ont offert de particulier.

1° M. V., ancien avoué, a été jadis sujet à de légères affections goutteuses; il est devenu cataracté à 5o ans, des deux yeux. Ayant assisté lui-même, il y a trois ans, à une opération restée heureuse que je pratiquais à Houdan (Seine-et-Oise), chez un M. D..., marchand de laine, il réclama cette année le secours de ma main. Le temps de mai fut si incertain, que je remettais de jour en jour, craignant un retour de l'arthritisme vers les yeux. Enfin l'abaissement, nettement pratiqué, eut lieu le 20 mai; le 8ᵉ jour, le malade était si bien, qu'il se leva, voulant faire honneur de son bon œil (car il y voyait très-bien) à M. son frère, arrivé de Versailles. Le temps était variable, pluvieux et venteux, le malade se dégarnit la tête inconsidérément, et le lendemain il est pris d'une ophthalmie (*sclerotitis*) que par les signes objectifs, subjectifs, et mieux commémoratifs, j'appellerai arthritique ou rhumatismale; et que plus tard, considérant les maladies des yeux sous le rapport des tissus, nous appellerons *fibreuse*. Douleur vive, exacerbations la nuit, fièvre marquée, notre opération était compromise! nous étions heureusement assisté des bons avis d'un médecin de vieille roche, M. le docteur Fabré. Voyant l'un et l'autre des exacerbations nocturnes, et des paroximes périodiques, après avoir épuisé très modérément une ou deux bordées antiphlogistiques, nous arrivâmes, par voie d'analogie, à l'anti-périodique par excellence, le sulfate de quinine; en peu de jours, nous vîmes ces accidents se calmer, et bien que retardé d'un mois dans sa guérison, M. V.... n'en jouit pas moins d'une vue excellente pour un œil opéré, écrivant, lisant, jouant six heures de suite au billard, etc.

2° Cataracte par *extraction à gauche* (insuccès); par *abaissement à droite*, succès complet.

On a tant disputé sur la préexcellence à accorder à *l'abaissement* ou *réclinaison*, sur l'extraction du cristallin, que nous cherchions une occasion de pratiquer comparativement les deux méthodes sur un même sujet, pour que toute chance fût égale.

Un ancien percepteur d'Argentan (Indre), nous fut adressé de la Châtre par M. Aulard, ancien secrétaire de la sous-préfecture à la Châtre, opéré par nous, en 1834, des deux yeux en même temps, et par extraction, avec un succès complet, qui se maintient jusqu'à ce jour. (Ceci soit dit en passant pour montrer que les deux méthodes nous sont également familières) M. Bruneau, âgé de 69 ans, étant dans des conditions parfaites de santé, de calme d'esprit, nous nous décidâmes à opérer en présence de M. le docteur Albrat, médecin de l'institution des jeunes aveugles, — à droite par abaissement, à gauche par extraction. — Les deux opérations faites, nous ne dirons pas avec la même adresse, car l'extraction laissa quelque chose à désirer, le cristallin mort s'étant fractionné, et une partie étant restée derrière l'iris, voici le résultat : — à l'œil abaissé, aucun accident, guérison graduée, — à l'œil extrait, inflammation du corps vitré qui se gonfle, chasse devant soi l'iris, fait hernie entre les lèvres de l'incision, détruit l'adhérence, ce qui amène l'évacuation totale des humeurs, et plus tard atrophie.

Du reste, la guérison de l'œil abaissé fut si complète, que le malade n'eut pas même d'humeur de la perte de l'œil gauche; il éprouva un autre bienfait de l'opération : excessivement myope, sans doute par l'effet d'un cristallin trop convexe, qui fut agréablement surpris? ce fut le sieur Bruneau, qui, la première fois qu'il alla se promener en ville, pouvait lire les inscriptions des boutiques, les numéros des maisons, ce qu'il n'aurait jamais pu faire auparavant.

A quoi doit-on attribuer la perte de l'œil gauche, tandis que le droit reste franc de tout accident? à ce que l'inflammation qui suit l'opération par extraction plus capitale, annihile l'inflammation plus faible qui suit l'abaissement; c'est une grande application du fameux adage : *ex duobus doloribus*, etc.

3° Nous avons opéré une dame de Corbeil, de 84 ans; certes cet âge n'est pas propice, lorsqu'il y a cachexie sénile : mais l'âge ne doit pas se mesurer par les années, mais par les forces, la bonne santé; aussi notre opération réussit-elle bien, sans accident. Le 8° jour, la malade mangeait à table, sans embarras; mais nous avons eu, dans ce cas, le léger contre-temps que le cristallin est resté vacillant, et ne découvre pas totalement l'ouverture pupillaire, mais la vue, telle qu'elle est, suffit aux besoins de la malade, d'aller et de venir, sans l'aide de personne.

4° Nous avons essayé la *keratonyxis* chez une mendiante de Valenton, près Paris. Il faut avoir pratiqué cette méthode pour comprendre combien l'on est gêné pour *recliner* et plonger le cristallin au-dessous de l'axe antéro-postérieur. Nous devons avouer que le cristallin remonta sans que nous ayons pu le maintenir en place; mais il n'y eut pas la moindre kératite, le passage de l'aiguille, bien qu'offrant plus de résistance à travers la cornée qu'à travers la scélerotique, n'a pas laissé, même chez cette femme, bien mal soignée, logée dans un lieu très-humide dans une saison variable, la plus légère trace. — Plus exercé peut-être, nous pratiquerions la *keratonyxis* avec plus de fermeté, craignant moins de dérimer le bord pupillaire. — Mais l'innocuité de cette méthode nous la ferait adopter exclusivement, si, plus tard, dans des explorations d'histoire naturelle, en Orient ou en Algérie, nous trouvons sous nos pas beaucoup de cataractés mendiants, que l'on peut opérer par la keratonyxis, sans préparation, sans suites à craindre, et sans autres soins que des lotions d'eau fraîche.

Nous avions encore d'autres observations très-remarquables à offrir, mais nous croyons devoir borner là cette revue annuelle de nos travaux ophtalmiatriques, laissant à nos confrères de la ville et des Sociétés médicales, nos juges naturels, complète liberté, et réclamant d'eux seulement toute l'indulgence nécessaire pour en apprécier le motif et la faible valeur.

Le D^r AL. BOURJOT SAINT-HILAIRE,

Médecin oculiste, ancien chef de clinique à l'Hôtel-Dieu pour les maladies des yeux, 1833-34.

Au dispensaire. Paris, le 1er décembre 1838.

Paris. — Imprimerie de E.-B. Delanchy, faub. Montmartre, n. 11.

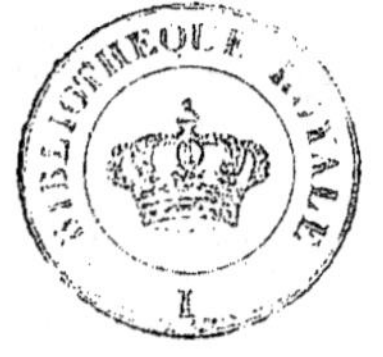

1839.

—

DISPENSAIRE

POUR LE TRAITEMENT GRATUIT DES MALADIES DES YEUX,

Rue Geoffroy-l'Asnier, N° 28.

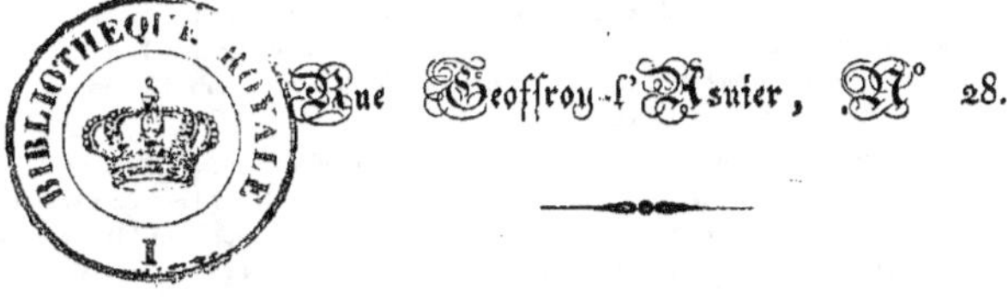

Instruction à mesdames les Sages-Femmes du département de la Seine, sur les dangers et le traitement prophylactique de l'ophtalmie purulente des nouveau-nés.

Parmi les maladies qui assiégent les premiers jours de la naissance, il n'en est pas de plus redoutables que l'*ophtalmie* ou *blepharite purulente des nouveau-nés;* qu'il suffise de dire que le plus grand nombre des aveugles que l'on rencontre dans les asiles destinés à la cécité ou libres et mendiants dans les campagnes, ont été atteints, non d'une cécité native mais de cette terrible maladie qui, faisant invasion peu de jours après la naissance, est confondue à tort avec une maladie originelle.

Nous croyons, nous médecin dévoué dans cette grande ville à la cure et à l'hygiène des maladies oculaires, devoir à mesdames les Sages-Femmes une instruction brève sur cette maladie, qu'elles sont à même de voir et de traiter chaque jour dans les classes pauvres, parmi lesquelles ces dames exercent principalement leurs fonctions salutaires; maladie qui jusqu'ici est restée en dehors de leurs études et qui doit forcément y rentrer.

L'ophtalmie purulente des nouveau-nés, maladie si grave, si commune surtout sous l'influence de quelque constitution épidémique, a une marche d'autant plus fatale pour la vue qu'entre l'invasion fort insidieuse, l'augment et la terminaison par suppuration et perforation de la cornée et la fonte totale de l'œil, il peut n'y avoir que trente-six ou quarante-huit heures; et quel regret ne doit-on pas avoir d'une coupable négligence, quand par un traitement préventif ou commencé à temps on est certain d'arrêter le mal.

Nous allons décrire 1° les causes de la maladie; 2° les moyens hygiéniques préventifs; 3° ses symptômes d'invasion ou d'état, de décroissement; 4° le traitement prophylactique pour en arrêter l'essor et mener la guérison à bien; 5° et enfin nous entrerons dans une question de médecine légale en ce qui concerne l'hygiène des nouveau-nés.

§ Ier. *Causes.*—1° L'ophtalmie purulente des nouveau-nés est attribuée à plusieurs causes; la première et la plus commune, est l'influence de l'air froid sur la muqueuse oculo-nasale du nouveau-né, de sorte qu'il y a catarrhe nasal en même temps que catarrhe palpébral, soit que la maladie débute par un coriza ou par la conjonctive avec propagation par continuité de tissu, par les points lacrymaux et le canal nasal, soit qu'elle débute par les paupières; 2° l'air vicié des chambres et des lieux d'habitation, et surtout la malpropreté des lits soit de la mère, soit du nouveau-né; mesdames les Sages-Femmes savent mieux que personne combien sont souvent infectes les chambres des pauvres gens, surtout au moment des couches; la chaleur des poéles, l'odeur des aliments mêlée à celle de toutes les déjections d'une famille entassée dans un espace étroit, surtout les émanations du lit d'une accouchée qui n'a pas le linge convenable de rechange , sont autant de causes qui corrompent l'air et le rendent pestilentiel, irritant pour les membranes muqueuses ; mesdames les Sages-Femmes surtout s'élèveront avec force sur l'inconvénient, sur les dangers de mettre l'enfant dans le lit de la mère, véritable foyer d'infection ; il vaut mieux le déposer dans un berceau d'osier, garni de simple balle d'avoine et le couvrir de paillons de même nature , que de l'exposer aux miasmes du lit d'une accouchée et encore à d'autres dangers , comme d'être étouffé , etc.; 3o l'infection directe des yeux de l'enfant au passage ; toute sécrétion mucoso-puriforme , soit le produit d'une sécrétion idiopathique , soit reconnaissant un virus spécifique pour cause d'infection, devient elle-même, appliquée directement ou agissant miasmatiquement par le véhicule de l'air, la cause d'une sécrétion semblable d'un sujet à un autre sujet , il y a contagion et endémie à la fois. Si donc la mère avant l'accouchement avait une leucorrhée abondante, âcre, ou était atteinte d'une véritable gonorrhée syphilitique, l'enfant pourra être infecté au passage. Comme la maladie se comporte à peu près de même, a les mêmes dangers , et surtout doit être traitée de même dans tous les cas, au moins au début , nous nous occuperons d'abord de la prophylactie.

§ II. *Moyens préventifs.* — 1o Écarter de l'enfant, autant que faire se peut, l'influence du froid humide , surtout pendant les premiers moments de la naissance , pendant ce qu'on appelle la toilette. Éviter l'extrême chaleur comme le froid. C'est surtout dans le transport de l'enfant à l'église ou à la mairie que l'on suppléera (tant que la législation ne sera pas changée à cet égard, nous en traiterons à la question légale), que la Sage-Femme doit tenir l'enfant dans les circonstances d'une chaleur tout artificielle, par les vêtements enveloppant la tête et la face ; 2o veiller avec un soin extrême à la propreté des chambres et des literies des pauvres gens et surtout de l'accouchée ; s'il y a manque de linge pour recevoir les lochies, on fera des paillons de balle d'avoine avec une étoffe à bon marché que l'on pourra renouveler souvent, et empêcher que la mère prenne son enfant dans son lit; 3o la troisième cause, si elle est connue ou soupçonnée, doit exiger de la part de la Sage-Femme, pour la mère, pour l'enfant et pour elle-même, des soins particuliers. Aussitôt l'enfant né , il faudra le baigner ou laver dans une légère eau de savon ; à la face, on se servira de lotions d'eau de sureau, de mélilot ou de roses rouges, lotions qui doivent être faites en douches, avec une éponge ou compresse , elle-même tenue bien proprement hors du contact avec les excrétions de la mère.

§ III. *Début.* — Si malgré ces soins la maladie menace par quelques prodromes, on se tiendra attentif; au moindre éternuement, au moindre écoulement nasal puriforme, on fera attention aux yeux ; si d'après la remarque de M. le docteur Baron , médecin de l'hôpital des Enfants-Trouvés , on voit les paupières légèrement tendues, le petit pli transversal effacé , les veines plus rouges et faisant une trace comme échymosée, on a tout à craindre. Mais que serait-ce donc si les paupières sont (une seule nuit suffit pour cela) gonflées , tendues , de sorte que les bords de celle d'en haut et de celle d'en bas soient comme perdus sous le gonflement; si du pus mucoso-purulent, jaune, lié ou un peu sanguinolent, s'échappe d'entre les paupières comme un jet lorsqu'on les ouvre de force par un coin; oh! alors il y a tout à redouter, et l'on est bien heureux si la perforation complète ou au moins imcomplète de la cornée , avec hernie de la membrane de l'humeur aqueuse, avec procidence de l'iris, n'a pas eu lieu. Cependant que le malheur soit arrivé ou qu'il ne soit qu'à redouter, on agira de même , car il est difficile ou imprudent de chercher à s'en assurer.

§ IV. *Traitement au début.* — Première période. Il faudra , sitôt que la muqueuse donne des signes de tension, et si la muqueuse est rouge et présente un peu de purulence, employer les astringents ; quelques gouttes de jus de citron dans une quantité égale d'eau ou de l'eau salée avec le sel marin ordinaire autant que l'eau peut en dissoudre, seront injectées entre les yeux de l'enfant, d'heure en heure, dût-il crier et l'œil rougir. Les lotions en douche d'une décoction légère de feuilles de noyer et de roses de Provins presqu'à froid , seront faites sur les yeux en écartant les paupières. Mais pour Dieu que l'on se garde des émollients, tels que cataplasmes de lait et de mie de pain , eau de guimauve en fomentations à demeure , injection du lait de la mère, sangsues (si l'on se borne à ces moyens); car ils favorisent l'ophtalmorrhée, le ramollissement et la fonte de la cornée ; ils sont très-mauvais et très-dangereux , il vaut mieux ne rien faire.

Deuxième période. *Gonflement extrême des paupières, purulence confirmée.* — Ici , une sangsue ou de légères scarifications sur les paupières ou à l'angle externe, auront pour effet de dégorger les paupières et de favoriser les installations médicamenteuses entre leurs bords. La Sage-Femme fera faire chez le pharmacien, un collyre ainsi formulé :

$$\text{Eau de roses.} \ldots \ldots \ldots \ldots \quad \text{℥ iv.}$$
$$\text{Nitrate d'argent cristallisé et porphyrisé.} \ldots \quad \text{ʒ j.}$$

Elle prendra l'enfant sur elle, et relevant autant qu'elle pourra le coin externe de la paupière sans appuyer

— 3 —

sur le globe de l'œil, elle injectera, après une première lotion, et avec force, une seringuée de ce collyre avec une de ces petites seringues en cristal, à bout très-mousse et même aplati, puis elle fera tomber entre les paupières une véritable douche d'eau de sureau salée avec le sel ordinaire. — Une semblable injection sera faite dans le nez si l'écoulement nasal et purulent s'y montre en même temps à l'intérieur; elle fera donner à l'enfant une légère quantité de sirop purgatif de fleur de pêcher ou de magnésie mêlée dans du lait; — le tiendra très-chaudement, ordonnera à la mère une boisson diaphorétique, et surtout veillera à la propreté la plus excessive des linges, éponges, de ses propres mains, à l'aide de lotions de savon blanc, sous peine d'être elle-même victime d'une affection semblable. Elle fera écarter de la chambre les autres enfants, qui pourraient très-facilement être infectés eux-mêmes. — Si les injections détergent la muqueuse, nettoient la purulence, l'enraient, dès le lendemain l'enfant sera sain et sauf; s'il y a une ulcération de la cornée, légère ou profonde, il ne faut pas s'en inquiéter, et continuer les mêmes moyens, en mitigeant le collyre — à la dose — de nitrate d'argent gr. iv par once d'excipient; puis en instillant une goutte de laudanum deux ou trois fois par jour pendant toute une semaine.

Mais, nous le disons, si la Sage-Femme ne reste pas elle-même pour faire ces instillations et lotions en douche de demi-heure en demi-heure, que l'enfant veille ou dorme, et cela de jour et de nuit, elle manque à son devoir, et pourra par sa négligence n'avoir à rendre à une mère qu'un enfant aveugle, irrémédiablement aveugle au lieu d'un clairvoyant. C'est le cas de s'établir et de coucher chez la malade, et nous-même nous n'en usons pas autrement.

Telle est la maladie terrible à laquelle mesdames les Sages-Femmes peuvent souvent avoir affaire, et dont le résultat est la cécité d'un enfant, s'il y a eu erreur de traitement ou négligence de quelques heures, ou guérison prompte et absolue.

§ V. *Question légale.* — Nous avons vu que le transport à l'église et à la mairie, par les temps froids et humides, d'un nouveau-né, est une des causes les plus certaines d'ophtalmie catarrhale purulente (comme de pneumonie, comme d'endurcissement du tissu cellulaire). C'est donc une coutume abusive et barbare que de transporter les enfants pour l'acte civil ou religieux (pour celui-ci on peut le remettre) dans les trois jours de la naissance, d'autant plus que la disposition légale n'emporte pas l'obligation du déplacement de l'enfant. En effet, voici le texte de la loi :

Art. 55. Les déclarations de naissance seront faites dans les trois jours de l'accouchement à l'officier de l'état civil du lieu. L'enfant lui sera présenté (la loi ne dit pas où).

Art. 56. La naissance de l'enfant sera déclarée par le père, ou à défaut du père par les docteurs en médecine ou en chirurgie, sages-femmes, officiers de santé ou autres personnes qui auront assisté à l'accouchement, et lorsque la mère sera accouchée hors de son domicile, par la personne chez qui elle sera accouchée.

L'acte de naissance sera rédigé de suite en présence de deux témoins.

Mesdames les Sages-Femmes sont donc autorisées à ne pas transporter à la mairie tout enfant qui serait à peine viable, ou lorsque la saison et la longueur du chemin l'exposerait à contracter une maladie ; il suffirait, pour que la Sage-Femme fût en règle, qu'elle déclarât par écrit, au maire ou adjoint, ne pouvoir transporter l'enfant sans danger, pour que le maire ou adjoint fût obligé par la loi de se transporter au domicile de l'accouchée, pour y constater l'identité et clore l'acte; et nous prions d'autant mieux mesdames les Sages-Femmes d'agir ainsi, que sur une pétition que nous avons faite à la chambre des pairs, à ce sujet, la chambre s'est montrée favorable à l'interprétation en ce sens de l'article 55 ; qu'un double renvoi aux ministres de l'intérieur et des cultes a été unanimement adopté, et qu'il suffirait de la résistance légale d'une seule Sage-Femme à un abus introduit surtout à Paris, pour que le garde-des-sceaux, sur un avis du conseil-d'état, réformât une coutume si dangereuse pour la vue et la vie des enfants.

Mesdames les Sages-Femmes sont dans la position de faire beaucoup de bien dans les classes pauvres de la société, nous avons cru leur être agréable en leur en fournissant l'occasion. Nous en agirons toujours ainsi.

Nota. Nous prions mesdames les Sages-Femmes de nous transmettre une note de tous les cas de ce genre qu'elles auraient pu observer; nous nous empresserons même de les aider de nos conseils, et pour leur montrer le bon exemple, nous passerions volontiers, sans désemparer, tout le temps nécessaire de jour ou de nuit près d'un enfant atteint d'ophtalmie purulente jusqu'à ce que le danger soit écarté, fut-il l'enfant du plus pauvre artisan.

Le Dr BOURJOT SAINT-HILAIRE,
Médecin oculiste, fondateur du Dispensaire.

PARIS. — IMP. DE E.-B. DELANCHY, FAUB. MONTMARTRE, 11.